DE LA

COQUELUCHE

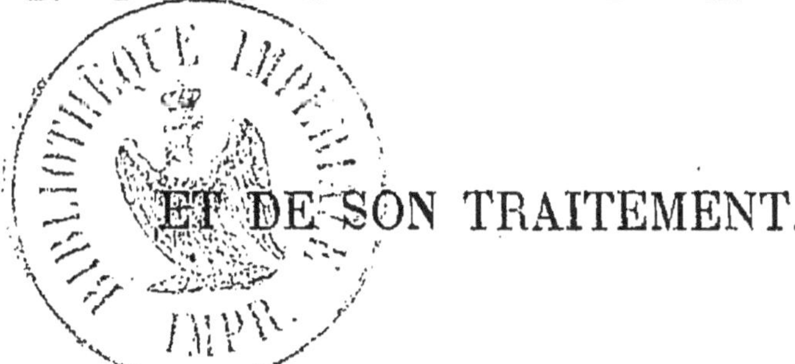

ET DE SON TRAITEMENT.

ARMENTIÈRES :

Imprimerie, Lithographie et Librairie de CADO-PETIT,

1869.

DE LA COQUELUCHE

et de son traitement.

L'opinion que la Coqueluche n'a pas besoin de traitement est un préjugé très-dangereux pour le public, par la raison qu'il engage à un laisser-aller imprudent et à toutes sortes de fautes d'imprévoyance. (Niemeyer)

Tout le monde connaît cette toux violente et convulsive revenant par quintes, à des intervalles plus ou moins longs, avec inspiration prolongée et sifflante et vomissement de matières filantes ; son nom lui vient, dit-on, de l'analogie que présente avec le chant du coq la toux qu'elle détermine. Elle est épidémique, n'est pas sujette à récidive et se transmet par contagion. Les classes d'enfants dans lesquelles se trouve un cas de coqueluche deviennent un foyer de maladie qui se répand dans toute la ville. Il serait bon de renvoyer chez eux les petits malades atteints d'une toux persistante et de les isoler complètement les guérir eux-mêmes plus facilement et pour préserver les autres aussi parce que les quintes éclatent quelquefois par imitation, lorsque plusieurs enfants atteints de coqueluche se trouvent ré-unis et que l'un d'eux vient à tousser, les au-tres toussent en même temps.

Généralement, on est persuadé que la coqueluche est une maladie qui doit durer longtemps et qu'il n'y a rien à faire pour la combattre. C'est pour nous opposer à cette fâcheuse inaction que nous écrivons ces lignes et nous sommes convaincus que l'application des moyens que nous proposons abrègera la maladie et préviendra bien des complications.

Ces complications qui peuvent survenir sont nombreuses. Sous l'influenee des violents efforts de toux le cerveau se congestionne et de là aux convulsions il n'y a qu'un pas : de petites hémorrhagies se déclarent et quelquefois une hernie. Mais c'est surtout du côté de la poitrine qu'il faut redouter les fâcheux effets d'une coqueluche abandonnée à elle-même et prolongée pendant plusieurs mois.

Les uns y ont gagné une pneumonie ou un

catarrhe suffocant ; d'autres un catarrhe pour toute la vie. Quelle qu'elle soit, dit un auteur, l'affection pulmonaire incidente prend ordinairement quelque chose de la tenacité de la coqueluche, sa cause occasionnelle et partant elle est plus grave.

La première chose à faire pour un enfant atteint de toux en temps d'épidémie de coqueluche est de lui faire garder la chambre. Des catarrhes légers, des refroidissements, deviennent aussi souvent la cause occasionnelle de la coqueluéhe que les excès et la diarrhée négligée le deviennent du choléra. Oppolzer croit qu'en maintenant une température égale dans la chambre que les malades ne doivent jamais quitter on parviendra, sans autre moyen, à guérir chaque cas de coqueluche en peu de semaines. Bien que cette opinion soit un peu exagérée, dit Niemeyer, j'ai suivi cette prescription, depuis que je la connais, avec une exactitude rigoureuse et avec les succès les plus favorables et je ne puis assez les recommander. Si la maladie est récente, je fais garder le lit aux enfants et je les fais maintenir dans une légère transpiration ; les tout petits enfants ne doivent pas être couchés dans leur berceau, mais doivent être tenus au lit à côté de leur mère ou de leur nourrice; de cette façon on parvient facilement à les faire transpirer. En même temps, on fera entourer le cou d'un bas de laine et couvrir la poitrine de flanelle.

Le même auteur recommande aux parents

intelligents et surtout obéissants, d'engager les enfants de cesser de tousser aussitôt que possible, d'insister même sur cet ordre avec une certaine sévérité, du moment que les mucosités sont éloignées. Il n'y a qu'une partie de la toux qui est involontaire; quant à l'autre les enfants quand ils ne sont pas trop jeunes peuvent résister au chatouillement par une ferme volonté et abréger ainsi l'accès. Le même auteur que je continue de citer, a entendu dire à la femme d'un général prussien, femme énergique autant que tendre mère que la coqueluche ne pouvait être guérie qu'au moyen de la verge. Les mères ne doivent pas se lasser de faire ces recommandations, si le succès n'est pas obtenu au bout de quelques jours; mais elles doivent continuer pendant des semaines cette hygiène morale.

Voilà pour les moyens hygiéniques. N'y a-t-il rien à attendre des moyens pharmaceutiques ? Pour ma part, je suis convaincu de l'excellence d'un médicament préconisé au Congrès médical de Paris, par un médecin belge, M. Davreux. Le voici tel que je l'empoie :

> *Prenez : Extrait d'aconit.......* 0,05
> *Eau de laurier cerise.* 5   *grammes,*
> *Sirop d'ipica...........* 8   *id.*
> *Eau gommeuse.......* 200   *id.*

Les accès revenant surtout la nuit, je donne une cuillerèe à bouche de cette potion à l'enfant en le mettant au lit ; il est rare que le lendemain la toux n'ait pas diminué de moitié. J'augmente le nombre de cuillerées jusqu'à ce que je me sois rendu maître des accès.

Quant au traitement des accès eux-mêmes, il faut soutenir la tête de l'enfant et asperger d'éther leurs vêtements ou la couchette ; lui faire prendre quelques gorgées d'eau fraîche entre deux secousses de toux et si ces acccès deviennent des douleurs dans la poitrine, il faut y appliquer un cataplasme émollient et faire prendre un pain de pieds de savon.

Comme tisane, on donnera une infusion de capillaire ou d'hysope sucrée avec du sirop de Tolu ; et aussi le café noir pour varier.

On emploie communément dans le midi de la France une décoction de coquilles d'amandes douces, trente pour un litre d'eau sucrée. Cette tisane diminue très-rapidement le nombre et la violence des quintes. Le dictionnaire de médecine et de chirurgie pratique rapporte le fait suivant :

En 1858, pendant une épidémie de coqueluche qui sévit en Belgique, Schubert employa l'eau distillée d'amandes amères, préparée d'après la formule de la pharmacopée prussienne, aux doses de une à trente gouttes, suivant l'âge des malades. Ce médicament produisit, pendant la période convulsive des effets si remarquables, que ce médecin l'a considéré comme un véritable spécifique ; son efficacité est surtout très-manifeste quand les quintes sont très violentes et dans ce cas les fortes doses sont mieux supportées. Après deux ou trois jours de son emploi, la toux convulsive se transforme en une simple toux catarrhale et celle-ci disparaît complètement en continuant l'administration du remède à doses décroissantes.

Il n'est pas besoin d'ajouter qu'il ne faut employer ce remède, comme les autres, qu'avec l'avis et sous la surveillance du médecin Il en est de même pour l'application des révulsifs sur la peau comme l'emplâtre de thapsia et des bains tièdes prolongés qui soulagent beaucoup quand l'état de la poitrine permet leur emploi.

Quand les mucosités remplissent les bronches, il faut se hâter de les évacuer au moyen du sirop d'épica simple ou composé ; c'est encore un bon moyen de s'opposer aux complications. Mentionnons pour les condamner, les aspirations du gaz qui se produit dans les salles d'épuration du gaz d'éclairage. Cette

atmosphère soulage quelques enfants, en gué-
rit un certain nombre, mais occasionne souvent des complications du côté de la poitrine.

Pendant la durée de la maladie l'alimenta-
tion devra être légère et même tonique vers
le declin. Enffn, pour terminer ce qui a trait
au traitement que nous venons d'esquiesser de
cette bizarre maladie, répétons avec Tardieu,
aucun moyen n'est aussi puissant et d'un effet
aussi sûr que le changement de lieux et le sé-
jour à la campagne. La coqueluche cède quelquefois presque subitement à un semblable
déplacement.